AF463574

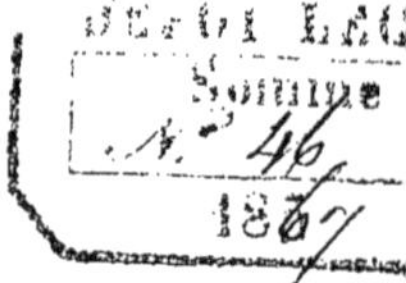
Somme
N° 46
1867

LE CHOLÉRA

DANS SON RAPPORT AVEC

L'HYGIÈNE

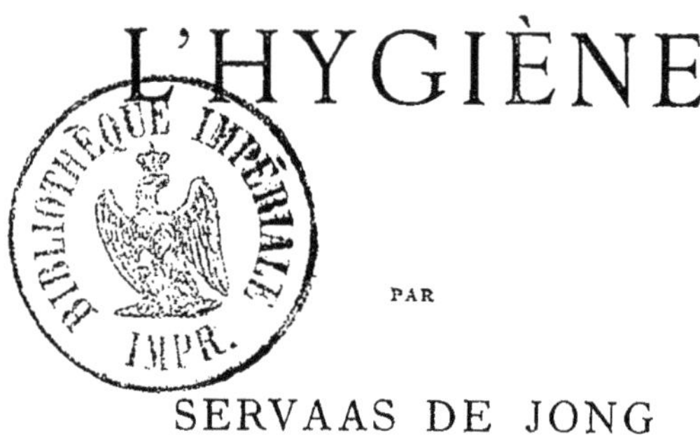

PAR

SERVAAS DE JONG

Le droit de Traduction est réservé par l'auteur

PARIS	AMIENS
E. DENTU, ÉDITEUR	T. JEUNET, IMPRIMEUR
Palais-Royal	Rue des Capucins, 47

1867

Td 57
549

Trois grands fléaux désolent les nations : la famine, la guerre et les épidémies.

Pendant les années 1865 et 1866, l'Europe a été rudement éprouvée par le dernier. Cet ennemi traître, invisible, marchant à pas de loup, posant la griffe sur sa victime au moment où elle s'y attend le moins, et décime les familles.

1866 a laissé derrière lui une longue traînée de deuil qu'il sera difficile d'oublier.

Quel sera notre sort en 1867 ?

Ne serait-il pas possible de nous armer contre cet ennemi terrible ?

L'auteur de ces modestes pages a essayé de prouver qu'il est possible de s'armer contre ce terrible ennemi, et même de le vaincre.

A l'opinion publique de juger s'il a réussi.

Amiens, le 9 Janvier 1867.

AL.

LE CHOLÉRA

DANS SON RAPPORT AVEC

L'HYGIÈNE

« D'après les renseignements tout récents qui nous parviennent sur la Conférence internationale de Constantinople relative au choléra, il nous semble que le monde, en général, ne doit pas s'attendre à tirer grand profit des discussions qui se sont produites au sein de cette assemblée éminemment scientifique. — C'est vraiment pitié de voir que des hommes sérieux aient fait un si lointain voyage pour remplir une mission de la plus haute importance pour toute l'Europe, et soient revenus sans être arrivés à aucun des résultats que promettait leur haute réputation, et sans avoir été en aucune façon utiles à leurs semblables. . . Leur mission, on peut le dire, a été un échec complet, — une autre édition, « de la montagne qui accouche d'une souris, » . . . Comme le *Registrar General* vient de nous le dire : — « Le choléra obéit à des lois déterminées, et la connaissance de ces lois, mise en pratique, peut arrêter ses ravages en Europe ; pourvu que les peuples et les gouvernements veuillent bien se prêter un concours réciproque pour atteindre ce but. » La question est nettement posée ; ce n'est pas un ennemi à éloigner ; mais à *soumettre*. »

According to our present information of the International cholera Conference at Constantinople, it would seem that the world is not likely to be greatly benefited by the deliberations of that highly scientific assembly. The more the pity — that wise men should go so far, on an errand of supreme importance to all Europe, and yet accomplish nothing worthy of their fame or calculated to benefit mankind. . . . . We can only pronounce the whole affair a preposterous failure— another illustration « of the mountain and the mouse ». . . . . As the Registrar General hus just told us. — « Cholera obeys certain laws, and « the knowledge of those laws ren- « ders its subjugation in Europe « practicable, provided all the people « as well as the Governments will « co-operate in the work. » The process is thus correctly stated, not as one of exclusion but of « Subjugation. »

Standard, 11 *december*, 1866. *London*.

Si nous ne connaissons pas jusqu'à présent le germe ou l'origine du Choléra, ni les moyens de le guérir ; du moins nous sommes sûrs que, dans sa course destructive, il montre, pour exercer ses ravages, de la préférence pour certaines villes, pour certains quartiers dans ces villes, pour certaines maisons dans ces quartiers, et même pour certaines personnes dans ces maisons.

C'est évidemment à la science naturelle qu'appartient l'étude du germe de cette effroyable maladie. Plusieurs hypothèses ont été hasardées sur ce point, et elles ont été repoussées aussitôt que produites.

Une des dernières, et peut-être une des plus vraisemblables, avance : que l'origine de la maladie existerait dans une indisposition (passez-moi l'expression) de ce gaz impondérable et invisible connu sous le nom d'*éther*, et spécialement dans l'inertie de son électricité ou de sa vitalité.

Quant aux moyens de guérir le Choléra, les journaux, surtout les journaux anglais, ont, pendant plusieurs mois, communiqué chaque jour des remèdes de toute espèce dans leurs colonnes. Pour moi, il me semble que le public fera bien d'examiner ces sortes de récits avec attention avant de s'en servir, ou, ce qui vaut mieux encore, d'appeler un bon médecin, si l'on en peut trouver. La question appartenant à sa profession et à ses études, il doit savoir mieux que qui que ce soit, quel remède apporter à la maladie. Mais en dehors de la science naturelle et de la médecine, il y a d'autres considérations importantes.

Ce sont :

L'état sanitaire des villes ;
L'état sanitaire de l'homme.

Le premier regarde les autorités ;
Le second, l'individu lui-même.

Quand, pendant les derniers mois qui viennent de s'écouler, nous avons vu régner ce sinistre fléau autour de nous en France, en Angleterre et dans les Pays-Bas, nous nous sommes convaincu sur les lieux que les deux questions que nous venons de poser jouent un rôle des plus important dans les chiffres de la mortalité. Ce qui, joint à des expériences déjà faites en 1832 en Hollande et plus tard à Londres, nous a porté à publier quelques réflexions sur ce sujet.

Il serait facile de prouver par des chiffres statistiques que, comme je l'ai dit plus haut, les épidémies ont montré de la préférence pour certaines villes, certains quartiers dans ces villes, et même pour certaines maisons dans ces quartiers.

Nous en avons pour preuve : Constantinople, en Turquie ; Marseille et Amiens, en France ; Liverpool, en Angleterre ; Anvers, en Belgique ; Rotterdam, Utrecht et Groningue, dans les Pays-Bas.

A Paris, à Londres et à Amsterdam, où autrefois le choléra sévissait sans pitié, il a été très-faible en 1866, et nous devons attribuer cette heureuse amélioration aux mesures hygiéniques prises par les autorités. A Paris, la prévoyance du Gouvernement a donné à la Capitale, — sans parler d'autres avantages aussi utiles, mais n'ayant pas de rapport avec le sujet que je traite, — des squares, des rues larges pour faciliter la circulation d'un air pur, et des égouts puissants pour la débarrasser des immondices et des eaux impures.

A Londres, au lieu de laisser la Tamise charrier le long de la ville la matière décomposée apportée par les égouts, — on a construit, avec des frais énormes, un grand égout collecteur pour les conduire à une distance, la plus éloignée possible de la métropole.

Si, à Paris, l'aqueduc en construction pour amener les eaux de sources en remplacement de l'eau de la Seine avait été terminé ; et si, à Amsterdam, les quartiers de la classe ouvrière avaient été fournis d'eau des Dunes comme les personnes plus à leur aise, le choléra aurait pu présenter des cas rares et isolés, mais il n'aurait jamais eu le caractère d'une épidémie ni dans l'une ni dans l'autre de ces villes.

Comme cause déterminante des épidémies dans certaines villes plutôt que dans d'autres, je pourrais vous parler, pour Constantinople, de ses immondices jetées dans les rues çà et là; — pour Marseille, de ses rivages insalubres, par suite du manque de différence de niveau et de l'insuffisance de la marée, et les rues tortueuses de la vieille-ville inaccessibles aux voitures d'arrosage, et ses faubourgs pas encore nivelés; — pour Liverpool, de ses masses révoltantes de mendiants entassés dans les bas quartiers; — pour Rotterdam, de ses eaux de la Meuse occasionnant des inconvénients à chaque visiteur nouveau qui n'est pas accoutumé à ses influences. — Nous pourrions vous citer bien d'autres villes encore qui ont souffert pendant leur existence spécialement des épidémies, mais nous étendrions trop nos réflexions. Aussi suffit-il que nous ayons choisi parmi notre pays une seule ville, la ville d'Amiens, pour examiner plus en détail ce sujet.

Ce n'est pas en 1866 la première fois que cette jolie ville d'Amiens, que Louis XI surnommait « sa petite Venise, » est atteinte par une épidémie.

En 1418, le 29 juillet, l'échevinage d'Amiens délibéra qu'on ferait la *chainture de la ville de chire*, c'est-à-dire, que pour faire cesser la peste on offrirait à Dieu des bougies aussi longues que l'enceinte de la ville. (*Notice historique sur la cathédrale d'Amiens*, par M. DUSEVEL).

En 1462 et 1596, sans parler d'autres épidémies, la peste était des plus terribles. (Voyez M. DUSEVEL, *Histoire de la ville d'Amiens.*)

En 1636, mois de décembre, il mourut jusqu'à 1400 habitants dans une semaine. La mortalité moyenne était d'environ 50 par jour. (Le même auteur.)

En 1648, la peste régnait à Amiens et à Dunkerque, de façon que la Cour ne fit pas le voyage de Picardie.

(Journal de *Dubuisson Aubinay,* secrétaire de M. de Guenegaud, à la date du 15 mai, dont la publication est en préparation.)

En 1667, la peste visitait Amiens et faisait de grands ravages.

La fièvre muqueuse fréquemment le précurseur d'une épidémie plus grave régnait déjà à Amiens en 1819 ; mais le Choléra, sauf des cas isolés, n'était *reconnu* qu'en avril 1821, et continua à sévir sur la ville, en :

1822, en juin.

1824, en juin.

1825, en juin.

Il éclata plus sérieusement en 1832 et fit 3096 victimes dans le département de la Somme ; parmi lesquelles on en a compté 142 pour la ville d'Amiens seulement, du 10 au 30 avril.

En 1849, cette épidémie revenait dans le département de la Somme et y faisait monter le chiffre de décès pour cette année jusqu'à 9,862. Le chiffre normal étant de 6,072 : ceci nous donne 3,790 en surplus. Et quoi qu'il nous ait été impossible d'apprendre le nombre officiel de décès cholériques à Amiens, il est bien reconnu que la ville y a contribué pour une large part.

Enfin, en 1866, le choléra s'annonçait déjà par des cas isolés au commencement de l'année : augmentant de jour en jour le chiffre de ses victimes jusqu'aux mois de juin et juillet ; quand, dans ces deux mois seuls, le nombre des décès cholériques était de 1416 (par autres causes 360 le chiffre normal). Nous devons ces chiffres au tableau ingénieux de M. E. Noyelle sur la marche du choléra à Amiens pendant les mois de juin et juillet, publié dans le *Journal d'Amiens* du 28 septembre 1866. Après ces ravages et depuis août, l'*épidémie* a diminué graduellement, cependant sans quitter la ville ; car au moment où nous écrivons ces lignes, — décembre 1866, — on compte des jours de 4 décès causés par le choléra.

Cela nous apprend que les épidémies ne sont pas étrangères à Amiens, et ce que cette ville pourrait attendre pour l'avenir. Cependant, en apparence, sa situation sur la pente d'une colline au bord de la Somme est saine. — Dans la haute-ville ses rues sont propres, ses boulevards sont larges et aérés, et les squares n'y manquent pas. Même dernièrement la ville a acquis un supplément d'eau provenant d'anciens puits forés, dont on avait bouché l'orifice depuis un certain nombre d'années.

Malgré ces avantages locaux, le choléra y a sévi d'une manière assez rude l'été dernier.

On a prétendu que les évaporations des eaux noires, occasionnées par les excavations de la tourbe dans la vallée de la Picardie, sont une cause plus ou moins directe de l'épidémie. Nous ne partageons pas cette opinion.

Dans les *eaux mortes ou négatives*, la végétation est rare et très-lente. C'est une eau stérile dans laquelle la formation animale et végétale est difficile et où la décomposition est de même imperceptible.

Au contraire, l'expérience nous a montré que l'eau douce (l'eau de pluie), la plus pure, étant exposée au soleil en été, se décompose en peu d'heures et peut devenir en quelques jours putréfiée et stagnante. C'est pourquoi les anciens Romains recueillaient les eaux de leurs aqueducs dans des citernes voûtées en maçonnerie, avant de les distribuer en ville, et les ruines connues à Rome sous le nom de *Bains de Néron*, n'étaient en effet que des piscines immenses pour conserver l'eau dans toute sa fraîcheur. Puis, si les eaux noires étaient par elles-mêmes si nuisibles pendant les temps d'épidémie, les habitants qui entourent ces eaux seraient attaqués les premiers et de préférence par la maladie, tandis que l'expérience nous a montré qu'il n'en est pas ainsi; mais que dans les quartiers des villes où la population est entassée et où les canaux sont stagnants, l'épidémie a dans toute sa force régné et sévi cruellement.

A Amiens, ce n'est pas dans la haute — mais dans la basse-ville que le choléra s'était installé.

Et pourquoi de préférence dans ce quartier? C'est ce qu'il est de notre devoir de rechercher.

La basse-ville est traversée par onze petits canaux qui servent comme égouts conducteurs dans ces quartiers, et dans lesquels se jettent les fosses et les rigoles qui servent comme petits égouts dans les rues étroites, où se vident les mauvaises eaux des maisons ; et, comme si ce déplorable état hygiénique ne semblait pas encore suffisant pour engendrer une épidémie dans la ville, on trouve, sur ces canaux étroits, plusieurs barrages pour arrêter l'eau et faire tourner des roues hydrauliques. Devant ces portes ou vannes, il est évident que les matières solides se doivent accumuler, et il est à craindre, malgré le soin que l'administration de la ville désirerait y porter en faisant nettoyer les canaux comme d'habitude, que ces barrages s'opposent toujours à un état hygiénique, de même qu'ils s'opposent à une libre course de l'eau. Au milieu de ces canaux-égouts et comme embrassé par eux, se trouve le grand hôpital (Hôtel-Dieu), où l'on ne pourrait pas ouvrir les fenêtres sans laisser entrer les gaz délétères de ces égouts ouverts, et dans lequel (hôpital) mouraient en conséquence les patients et les gardes malades, les uns comme les autres.

Dans la haute-ville, l'état sanitaire est meilleur, quoique loin d'être parfait. Il y existe un égout principal avec ses branches parallèles ; mais, à côté des trottoirs, ruissellent toujours en plein air les eaux sales dérivant des maisons dans lesquelles ces eaux traversent les corridors au moyen d'égouts ouverts ou couverts d'une plaque en fer ou en bois ; — ces eaux, après avoir couru le long des rues à côté des piétons, se perdent à leur jonction par des bouches ouvertes dans les égouts collecteurs. Et il est bon de faire observer que ces bouches ouvertes, surtout après 10 heures du soir, sont loin de répandre une odeur agréable, si l'on s'en approche de trop près.

Par toute la ville, le système des fosses-citernes existe. Ce système, hélas ! est trop connu et trop commun en France pour qu'il soit nécessaire de l'expliquer en détail. Et quoique le sujet que nous traitons ne soit pas une ode lyrique, nous n'avons pas l'intention *d'anatomiser la question*. Il suffit de dire que ce système de fosses fait pénétrer dans le sol qui les entoure des gaz extrêmement pernicieux ; — gaz qui empoisonnent toute citerne d'eau se trouvant dans leur voisinage, — gaz qui, impondérables et invisibles, se mélangent, sans être aperçus, avec les eaux de puits les plus limpides.

Ayant donné cet exposé plus spécial d'Amiens, nous croyons superflu de le faire davantage d'autres villes. On y trouverait seulement *la même vérité répétée :* Que le Choléra s'y était installé de préférence dans les quartiers où une population d'habitudes malpropres demeurait, ou bien où des évaporations impures y empoisonnaient l'atmosphère, ou enfin pour ces deux raisons combinées.

Après avoir exposé l'état hygiénique des villes, parlons de l'état sanitaire de l'homme.

Il ne suffit pas que les rues soient propres, et que les institutions philanthropiques soient abondantes ; il faut aussi que l'intérieur des maisons et les mœurs des habitants soient d'accord avec l'état sanitaire de l'extérieur.

Il est toujours nécessaire pour la santé, mais surtout dans un temps d'épidémie, il est de la plus haute importance, que les appartements soient bien aérés.

Sans entrer dans un exposé scientifique de la question, il est d'une certaine importance de rappeler à cette occasion qu'un air bon et sain, renfermé sans déplacement pendant 6 à 8 heures dans une chambre, a déjà perdu sa vitalité *par l'inaction*, et, en conséquence, devient incapable de rafraîchir le sang de l'homme.

Il y a un demi-siècle, Lavoisier nous apprenait combien de mètres cubes d'air un homme décompose en 24 heures, et quelle quantité d'oxygène une chandelle brûle dans le même espace de temps ; — et nous n'ignorons pas aujourd'hui l'existence de gaz qui, s'ils pouvaient être condensés en un volume équivalent à un 1,000[e] d'une goutte d'eau, suffiraient pour désorganiser toute l'atmosphère d'une chambre de moyenne grandeur. Surtout pour la classe ouvrière, occupant d'ordinaire un seul appartement dans lequel on dîne, on dort, et où les femmes se livrent aux travaux de leur sexe, il est important d'aérer la chambre en ouvrant les croisées 3 fois par 24 heures, pendant 15 minutes au moins ; c'est-à-dire, après le lever, après le dîner, et avant de se coucher.

Pour les hôpitaux, les dortoirs des grands établissements philanthropiques, les pensionnats, les séminaires, les casernes, et pour toutes les autres institutions où beaucoup de personnes sont entassées dans une même salle, — une ventilation complète est de la plus haute importance. Comme exemple, nous parlerons seulement des hôpitaux.

La propreté dans les hôpitaux en France est presque toujours irréprochable, tandis qu'une ventilation complète est presque partout à désirer.

Dans plusieurs de ces établissements, pour arriver à un but certainement louable, mais très-imparfait, on a pratiqué dans les murs des salles de malades, des ventilateurs sous les lits, correspondant directement avec l'atmosphère extérieure, pour établir un courant d'air frais. Rien ne pourrait être plus dangereux pour les malades : car l'action de la peau ou la transpiration étant un des grands moteurs de la guérison, sans parler de l'état délicat des convalescents et de plusieurs autres considérations, — il est nettement établi qu'un courant d'air venant directement de l'extérieur enlève d'un côté le bien qu'il peut faire de l'autre à l'organisme des patients. Pourquoi ne pas établir des calorifères en briques (pas en fer, toute chaleur provenant de la réfraction du fer est insalubre), où dans l'hiver l'air du dehors est échauffé modérément, au degré nécessaire, sans perdre son oxygène, avant d'être introduit dans les salles tandis que l'on pratique dans les plafonds des ventilateurs qui ont leurs tubes de communication aboutissant dans une haute cheminée? Cet arrangement a le double avantage de servir à échauffer le bâtiment en hiver et à le rafraîchir en été ; — et ce qui est le plus essentiel, d'opérer continuellement dans les salles un courant d'air ou déplacement de l'atmosphère putréfiée, sans incommoder les malades ou empêcher le cours du traitement. L'action de la cheminée sera, dans ce cas, celle d'une pompe, et l'air corrompu s'échappe par le ventilateur avec la même vélocité que la fumée sort de la cheminée.

Entrerons-nous ici dans une description du système de fosses creusées dans les cours des maisons, système qui imprègne le sol de ses gaz pernicieux ?

Parlerons-nous en détail des moyens par lesquels les petites habitations des grandes villes de France sont servies pour le même but? A quoi bon. — Tant que les villes n'auront pas d'égouts convenables, il restera impossible, pour les propriétaires de ces maisons, d'établir dans leurs constructions des principes plus en rapport avec l'état sanitaire des occupants.

Quelques personnes ont voulu avancer, soit dans des conversations privées, soit dans des articles de journaux, que l'épidémie avait enlevé aussi bien ses victimes dans les quartiers les plus sains d'une ville que dans les quartiers reconnus comme malsains.

Ces personnes ont oublié que les exceptions ne font pas la règle mais la confirment. Et même, quand nous avons eu occasion de nous rendre compte sur place de ces exceptions, nous avons toujours trouvé que si, dans une maison située dans un quartier des plus sains d'une ville, une ou plusieurs personnes mouraient du choléra, — un *supplément* d'eau impure, ou bien un état imparfait des égouts et des fosses de la maison en étaient cause ; quelquefois en combinaison avec un régime de nourriture malsain.

En vérité : les personnes demeurant dans un quartier sain d'une ville, avec des habitudes hygiéniques et une nourriture saine, n'ont pas plus raison de craindre les épidémies, qu'une âme pure d'avoir peur de la corruption du vice, parce qu'il n'y a pas de points de cohésion ; — ou, pour nous servir de termes plus compréhensibles : — toute combinaison directe est impossible entre ce qui est pur et ce qui est impur.

Pour vérifier cet axiome par la pratique, il suffit d'avancer que les personnes qui en ont les moyens se sauvent à la campagne, si le choléra sévit dans la ville qu'ils habitent.

Et pourquoi ? L'atmosphère qui glisse sur la campagne est en principe la même qui glisse sur la cité. C'est par instinct que ces personnes se sauvent des exhalaisons putrides du sol de leur ville ; même ne serait-ce qu'à peu de kilomètres de distance.

Cela nous porte à la conclusion importante, que bien qu'une atmosphère décomposée, glisse par-dessus la surface d'un pays, elle n'a pas la force de se communiquer, excepté si elle rencontre d'autres éléments impurs, comme points de cohésion, et c'est cette cohésion qui engendre la maladie que nous appelons Choléra.

Et ces éléments impurs, où se trouvent-ils ?

Nous avons déjà, dans cet exposé, effleuré quelques-unes

des questions. Nous nous proposons de les concentrer dans aussi peu de lignes que possible.

Les villes, en général, mais surtout les grandes villes, se trouvent au bord des grands fleuves, soit de distance en distance sur leurs cours, soit à leurs embouchures. Les raisons pour lesquelles elles sont placées de préférence sur ces points et non dans l'intérieur du pays sont si simples et si connues qu'il serait inutile de les rappeler ici, si dans le cours de nos arguments il n'était nécessaire de le faire.

L'eau étant un des premiers besoins de notre existence animale, humaine et sociale, aussi bien pour les premières colonies que pour les nouvelles, rien n'est plus naturel que leur établissement dans un endroit où elles trouveraient cet élément de bonne qualité et en quantité abondante.

Cet instinct, nous l'appelons instinct parce qu'il existe aussi bien chez l'animal que chez l'homme, cet instinct seul suffirait à l'homme pendant l'époque patriarcale pour lui garantir une habitation saine, un sol fertile, et des communications avec ses voisins même plus ou moins éloignés, pour l'échange des produits utiles aux uns et aux autres.

Mais, en Europe, surtout dans les derniers siècles, ces réunions humaines se sont accumulées, et les petites villes sont devenues de grandes cités. Les populations se sont entassées les unes sur les autres dans ces villes, — ou, en d'autres termes, les maisons composées d'un rez-de-chaussée se sont transformées en habitations de cinq à six étages. Pendant ces accumulations, les mœurs se sont corrompues, et des habitudes malpropres se sont introduites. Les principes sanitaires se sont perdus, pendant que les populations se sont accumulées : en effet, il s'est produit un état de choses contraire à ce qu'il devait être. Puis, l'application de la vapeur comme force motrice de transport s'est introduite, et voilà que ces villes, déjà trop peuplées proportionnellement à leurs surfaces, le sont devenues davantage sur les points centraux des chemins de fer.

Examinant l'état des villes plus spécialement dans son rapport avec l'hygiène, voici ce qui est arrivé :

La formation géologique et chimique de notre globe avec tout ce qu'il embrasse est, comme tout l'univers, parfaite dans sa construction, et tout-à-fait d'accord avec le bien-être de la race humaine dans tout son développement.

Aussitôt que, dans les temps reculés, une société d'hommes devenait trop nombreuse pour que l'état chimique du sol et de l'atmosphère pût absorber les gaz *nuisibles* à la constitution de l'homme, les ondulations du terrain étaient là pour former des égouts naturels qui à leur tour étaient nettoyés par les ruisseaux.

Quant aux villes, comme nous l'avons dit plus haut, nous les trouvons toujours aux bords des grands fleuves, principalement pour la raison, que cette position leur offrit des moyens faciles de s'expurger de leurs ordures et de se procurer l'eau douce en quantité abondante.

L'histoire hygiénique de ces villes est facile à comprendre et peut être racontée en peu de mots.

Nous trouvons l'observation des principes salubres toujours d'accord avec les époques de prospérité et de décadence des peuples : soit que ces principes de pureté aient eu de l'influence sur la prospérité ; soit que la prospérité ait eu de l'action sur les principes de pureté.

Quoi qu'il en soit, il est certain que les grands législateurs de l'ancien monde ont eu soin d'inscrire directement ou indirectement dans leurs lois des articles obligeant leurs peuples à observer les principes hygiéniques avec une dévotion religieuse. A présent, comparons l'état actuel de nos grandes villes, au point de vue de l'hygiène avec Rome sous l'empereur Nerva quand il ordonnait à Frontinus de lui adresser un rapport sur l'état du *supplément* d'eau de la métropole.

A cette époque, Rome comptait neuf aqueducs, pour conduire l'eau potable dans la ville, avec le canal de l'eau d'Augusta en supplément, amenant une eau inférieure de qualité, spécialement destinée à nettoyer et à rafraîchir les rues. Un de ces aqueducs avait trois différents canaux, afin qu'une qualité supérieure ne se mêlât pas avec une qualité inférieure.

Leurs noms étaient : L'aqueduc Appia, Anio vieux, Marcia, de la Tepula et de la Julia, de l'eau Vierge, de l'Alsictina, Augusta, de la Claudia et du Nouvel Anio. La longueur totale de ces aqueducs était de 281,294 pas romains, qui répondent à 94 lieues de 25 degrés ou 107 lieues de poste.

Et nous, si fiers de notre progrès social et industriel, où en sommes-nous en 1867, comparativement avec Rome en l'an 98... pour ce qui regarde l'hygiène des villes ?

Le sol de la plus grande partie de nos cités trop peuplées, est imprégné de gaz pernicieux, sortant des fosses et empoisonnant les citernes d'eau de pluie, ou les puits d'eau de source, dont les habitants font ordinairement usage pour leurs besoins. Les eaux sales coulent librement sur le sol des cours et même par les vestibules des maisons. Puis elles continuent leur chemin dans les rues en augmentant leur volume du supplément de leurs voisins, pour se jeter plus loin soit dans des canaux ouverts, soit dans des égouts aboutissant à la rivière qui baigne le pied de la ville.

C'est dans les exhalaisons de ces sols et dans les eaux putréfiées que se trouve le danger.

Comme nous l'avons avancé dans l'épigraphe de cet écrit, il est impossible *d'éloigner* le choléra ; c'est un ennemi à *soumettre*. Et si nous avons tâché de démontrer cette vérité par des lois physiques, l'histoire le confirme dans les annales de la Prusse : « La Prusse crut pouvoir « s'opposer à l'invasion du choléra, en établissant sur les « frontières de la Pologne et de la Russie un double « cordon sanitaire ; le maintient de ce cordon mit en « mouvement plus de 60,000 hommes, absorba des sommes « considérables, suspendit l'essor du commerce et de l'in- « dustrie, et tarit la source des revenus publics. (1) » Cependant le choléra parut en Prusse le 26 mai 1831, et y fit ses ravages.

Il en résulte que si nous ne pouvons pas l'éloigner, par quels moyens pouvons-nous le soumettre ?

Nous le pouvons soumettre par les moyens d'un supplément de bonnes eaux potables, amenées dans des aqueducs d'une construction appropriée à leur but ; par un système complet d'égouts, à nettoyer une ou deux fois chaque 24 heures par une autre distribution d'eau, et par la construction de rues d'une largeur d'accord avec la surface et la population d'une ville, pour faciliter la circulation de l'air ; afin que les rues mêmes ne deviennent pas les égouts d'un air putrifié.

Pour être juste, il faut avouer que dans certaines villes on a déjà commencé, depuis plusieurs années, à faire quelque chose ; mais malheureusement, en général, on a trop observé le proverbe italien très-juste, du reste, en plusieurs circonstances : « *Piano va sano* », tandis que, dans les expériences sanitaires, on devrait dire plus correctement : « *Piano va malsano.* »

En effet, il n'existe dans aucune des villes importantes que je connais de système hygiénique complet. Dans quelques-unes, on a des égouts plus ou moins achevés, mais pas d'aqueducs. Londres, par exemple, a construit

(1) Auguste Girardin et Paul Gaimard. — 1832.

son grand égout collecteur aux frais de £ 4,200,000 (150 millions de francs) couvrant, avec ses branches une longueur de 82 milles anglais (108 kilom. 12), et conduisant chaque jour 518,883 mètres cubes de *sewage* dans la Tamise avec l'assistance d'une force motrice de 2,000 chevaux, capable de lever 555 mètres cubes à une hauteur de 10 mètres 50 centimètres par minute; mais elle n'a pas un seul aqueduc proprement construit apportant une eau potable de bonne qualité. Au contraire, elle est alimentée par plusieurs sources, apportant des eaux plus ou moins impures, qui pourraient servir en cas de besoin pour arroser les rues et nettoyer les égouts. Les nombreux rapports publiés par *The Board of health* certifient cette assertion.

Amsterdam est alimentée par une très - bonne eau, mais l'état des égouts laisse beaucoup à desirer.

Paris est en bonne voie pour ses égouts et pour ses aqueducs; mais ni les uns ni les autres ne sont encore complétés.

Quant à Amiens, — pardon si nous revenons encore à la petite Venise de Louis XI, — elle a acquis dernièrement un nouveau contingent d'eau, mais loin d'être de bonne qualité, et quant à ses égouts, ils sont dans un état déplorable; et c'est pourquoi le Choléra a trouvé dernièrement pour ses ravages de si forts points de cohésion dans cette ville.

Pour ce qui regarde la partie matérielle de nos observations, tout conduit d'eau potable doit être fait dans son parcours par des aqueducs en maçonnerie sur le même système que les aqueducs des anciens Romains, et je recommande pour les détails l'article *Aqueduct* dans *l'Encyclopedia of the Royal Institute of British Architects*, publication-London 1851 à 1852.

S'il passe sous le terrain, il doit être construit sur une fondation en bois, sous une surveillance des plus sévères, avec un ciment dit *Romain*, en briques dures nommées en France violâtres ; enduit en dedans d'une couche de trois centimètres d'épaisseur d'un ciment dur, et enveloppé en dehors par une couche d'argile noire (terre glaise) de cinq centimètres.

Les débouchés des égouts principaux dans les rivières devraient être, autant que possible, éloignés des villes ; ou il arrive que ces débouchés, trop rapprochés des habitations, sont la cause d'exhalaisons insupportables et dangereuses comme à Woolwich et Crossness sur la Tamise et à Asnières en France, sur la Seine.

Ou bien, si à raison d'une différence insuffisante de niveau, un éloignement nécessaire est impossible, il ne faut pas laisser couler le solide avec le liquide dans la rivière, mais séparer ces deux éléments par la pression. On fait passer ensuite le solide dans des bâches mobiles par un séchoir. Ce séchoir doit être construit avec des murs assez élevés, mais sans toit, afin que les gaz pernicieux à la santé puissent librement s'évaporer avant que le solide soit rendu à la terre. C'est le feu seul qui peut éteindre le germe de la maladie, si l'eau est insuffisante pour l'absorber.

Le système pneumatique adopté à Paris, quoique basé sur le même principe de séparation de matières, est tout-à-fait différent dans son application avec ce que j'avance. A Paris, le solide est séparé du liquide à son *entrée* dans l'égout. Selon ce que je propose, le solide est séparé du liquide au *sortir* de l'égout. Une autre différence est que les éléments pernicieux de la matière seront détruits, selon le système de Paris, par une action chimique remplaçant le feu, et que je préfère l'action du feu même. Une troisième différence est, qu'à Paris, une partie de l'opération d'épuisement et le transport se font *dans la ville* et par notre système *hors de la ville*. La question est de savoir quel système sera le plus effectif et le plus économique.

A côté du feu et de l'eau comme préservatifs contre les épidémies, un air pur occupe la première place. Toujours en contact direct avec l'organisme de l'homme et absorbé dans son système à chaque battement de son cœur : Il est facile de comprendre de quelle haute importauce est la qualité de cet élément.

Coupez à travers vos ruelles étroites et sinueuses, de larges rues avec des coins arrondis de 45 degrés, et de dimension d'accord avec la surface de votre cité et le chiffre de sa population.

Paris, Londres, Lyon, surtout Paris, vous servent d'exemples. Suivez ces bons exemples pendant qu'il en est temps encore, et avant que la terrible maladie tombe sur vous de nouveau, et décime vos familles.

Pour résumer : Si l'opinion publique admet que j'ai exposé dans cette brochure la cause dn Choléra dans le sein de nos villes, et les moyens d'en prévenir le retour; — est-ce que les autorités mettront à exécution ces moyens en donnant de bons exemples à leurs concitoyens ?

Quoique cette question soit des plus importantes, car ce ne sont pas les brochures qui empêcheront le Choléra de visiter ses clients, — il est impossible pour nous de répondre.

Les autorités locales étant pour beaucoup liées par leurs conseils locaux, et certains membres de ces conseils pouvant se laisser influencer par des intérêts particuliers, il me semble que l'installation d'un comité d'inspection sur l'état sanitaire des villes, *muni de pleins pouvoirs* (1)

(1) Je veux dire par « muni de pleins pouvoirs, » que ce comité aurait la faculté, après avoir consulté l'autorité d'une ville, de rendre des *Arrêtés* pour l'amélioration de l'état sanitaire de cette ville, arrêtés soumis à la sanction du Gouvernement.

nommé par le Gouvernement, serait le moyen le plus sûr et le plus direct pour arriver à un bon résnltat.

A notre avis, ce Comité devrait être composé de :

Un Président honoraire ;

Un Président actif (homme éminent et bien versé dans la question) ;

Un Architecte ;

Un Ingénieur;

Un Chimiste ;

Un Médecin ;

Et un Secrétaire.

Notre tâche est finie ; nous espérons que nos lecteurs voudront bien accepter avec bienveillance ces quelques pages, quels qu'en puisse être les défauts, en considération du but pour lequel elles ont été écrites : la conservsation de la santé et de la vie de nos semblables.

BIBLIOTHÈQUE IMPÉRIALE IMPR.

Amiens. — Imp. T. JEUNET, rue des Capucins, 47.

www.ingramcontent.com/pod-product-compliance
Ingram Content Group UK Ltd.
Pitfield, Milton Keynes, MK11 3LW, UK
UKHW021038200726
13857UKWH00005B/1792